AF588783

Docteur J. WILLERVAL

de la Faculté de Médecine de Paris

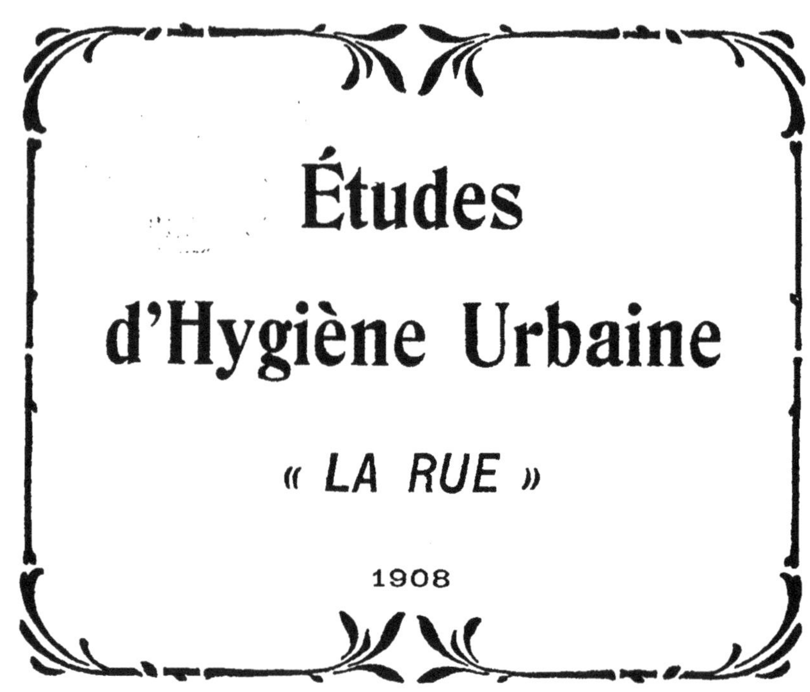

Études d'Hygiène Urbaine

« LA RUE »

1908

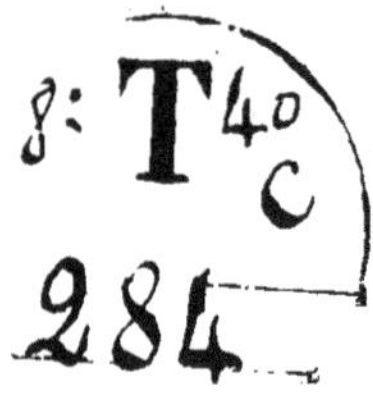

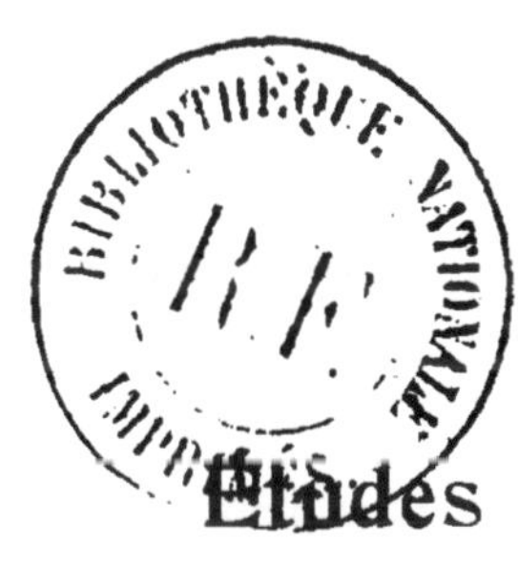

Études d'Hygiène Urbaine

LA RUE

8° Tc 40
284

DU MÊME AUTEUR :

La Méningite tuberculeuse du Nourrisson.

Thèse de Paris 1908. — 148 pages. — Rousset, éditeur.

Hygiène de l'Écolier.

(Pour paraître prochainement).

EN PRÉPARATION :

Etudes d'hygiène urbaine : A propos du casier sanitaire des maisons.

Études

d'Hygiène Urbaine

BIBLIOTHÈQUE NATIONALE
RF
IMPRIMÉS.

« LA RUE »

Par le Dr J. WILLERVAL

de la Faculté de Médeciue de Paris

ARRAS
Imp. Typo-Litho Ed. Bouvry et Cie
48, rue Gambetta, 48

—

1908

BIBLIOTHÈQUE NATIONALE IMPRIMÉS

INTRODUCTION

L'hygiène urbaine est à l'ordre du jour. De tous côtés se publient des travaux nombreux destinés à améliorer la propreté et la salubrité des villes. Nous n'avons pas à énumérer, dans ce modeste travail, les articles, les brochures, les livres même traitant de ces sujets : la liste en serait longue et fastidieuse. Nous nous contenterons de citer quelques noms, parmi les savants qui se sont occupés de ces questions si particulièrement intéressantes et nous rendons hommage surtout au Professeur *Chantemesse*, à M. le médecin inspecteur *Vallin*, à M. le Professeur agrégé *Chassevant*, à M. le sénateur *Strauss*, à MM. les Docteurs *Thierry*, *Fillassier*, *Yvert*, *Juillerat*, *Bouyssy*, *Henriet*, *Borel*, etc, en un mot à l'*École française d'hygiène*, qui a tant fait et qui fait encore tant pour obtenir des pouvoirs publics une compréhension plus juste des besoins de l'individu, et en particulier de l'homme des villes.

Comme le faisait remarquer justement M. Henriet, dans un travail récent (La Clinique, nº 47), l'homme qui vit à la campagne et s'adonne au travail des champs, le pêcheur de nos côtes, qui se meut constamment sur l'élément liquide, le montagnard dont l'unique labeur consiste à garder ses troupeaux dans le voisinage des hautes cimes, sont dans des conditions normales d'existence. Chacun d'eux en effet aspire, à plein poumons, un air pur et vivifiant, chargé des gaz oxydants nécessaires à la vie et dépourvu de principes nuisibles; ils jouissent de la lumière du soleil en toute saison, bénéficient des radiations diverses qui sillonnent l'atmosphère et maintiennent par un entraînement continuel, le fonctionnement rationnel et l'équilibre de leurs organes. Si, à ces avantages, ces hommes joignent le mépris de l'alcool, la propreté de leur corps et celle de leur habitation, ils réalisent une hygiène presque parfaite.

Mais il n'en va pas de même des citadins. Déprimés par une tension opiniâtre de la pensée ou par des travaux manuels sur place, dans lesquels quelques muscles seulement fonctionnent au détriment des autres, enfermés la plupart du temps sans air, ni lumière pendant le jour, et n'ayant, dans leur propre logis, que quelques mètres carrés pour se mouvoir dans des pièces sombres, mal aérées, donnant souvent sur des cours profondes, étroites et sales, les habitants des villes ne peuvent guère avoir une vie hygiénique, et ils passent leur temps à se défendre contre de multiples ennemis, contre l'alcoolisme, toujours plus intense dans les agglomérations, contre le manque de lumière et de soleil, contre la contagion par les poussières, contre le surmenage et les privations.

Or il est de toute évidence que l'hygiène peut amener une amélioration très considérable dans l'existence des habitants des villes.

Sans doute le travail excessif joue un grand rôle dans la morbidité d'une ville; mais l'expérience prouve que le manque d'hygiène est encore plus nuisible. Il vaut mieux travailler beaucoup, se surmener même, que de faire une besogne peu fatigante dans de mauvaises conditions. L'air, la lumière, la propreté, tels sont les trois principaux désiderata d'une hygiène bien comprise. Nous allons donc essayer, dans cet ouvrage, de faire ressortir l'importance primordiale de la salubrité et de la bonne exposition des rues dans la lutte contre la maladie et contre la mort qu'a entreprise, depuis déjà quelque temps, l'*Ecole d'hygiène française*, sous l'influence du Professeur *Chantemesse* et de ses élèves (*Conseil supérieur d'hygiène de France, Conseil d'hygiène et de salubrité du département de la Seine, Société de médecine publique et de génie sanitaire, L'Hygiène générale et appliquée, Congrès international d'Hygiène et de Démographie de Berlin, 1907, de Rome, 1908*, etc, etc.)

——•o•——

Études d'Hygiène Urbaine

CHAPITRE I.

Dimensions et Orientation des Rues.

L'hygiène moderne à une tendance très nette à faire les rues aussi larges que possible : des dimensions vastes permettent seules en effet la libre circulation de l'air et le libre accès de la lumière.

Les courants d'air balaient les impuretés de l'atmosphère ; la lumière tue les microbes où les empêche de pulluler.

Mais il faut tenir compte, ici comme partout ailleurs, de la construction ancienne des villes et on ne peut pas les raser pour les reconstruire selon les données les plus récentes de l'hygiène. Il faut donc s'attacher seulement à diminuer, dans la mesure du possible, les petites rues, les ruelles, les impasses, qui sont de véritables foyers d'épidémie et à augmenter au contraire le nombre de ces rues vastes et spacieuses où l'atmosphère est plus pure et où le soleil pénêtre facilement.

Cependant nous pouvons étudier les conditions, pour ainsi dire, idéales d'une rue moderne. La rue doit être tout d'abord d'autant plus large que la circulation y est plus considérable ; cette largeur diminue l'encombrement et le nombre des accidents ; mais cela ne nous intéresse que d'une façon très relative au point de vue de l'hygiène. Nous devons nous occuper seulement de la hauteur des bâtiments qui bordent ces rues. Sur ce principe ont été élaborés et édictés nombre de règlements municipaux, qui, malheureusement, ne concordent pas bien exactement entre eux.

A Paris, voici ce que prescrit le règlement du 23 juillet 1884.

Article Ier. — La hauteur des bâtiments bordant les voies publiques dans la ville de Paris est déterminée par la largeur légale de ces voies publiques pour les bâtiments alignés et par la largeur effective pour les bâtiments retranchables.

Cette hauteur, mesurée du trottoir ou du revers pavé au pied de la façade du bâtiment, et prise au point le plus élevé du sol, ne peut excéder, y compris les entablements, attiques et toutes les constructions à plomb des murs de face, savoir :

Douze mètres pour les voies publiques au-dessous de sept mètres quatre-vingt centimètres de largeur ;

Quinze mètres pour les voies publiques de neuf mètres soixante-quatorze centimètres à vingt mètres de largeur ;

Vingt mètres pour les voïes publiques (places, carrefours, rues, quais, boulevards, etc.) de vingt mètres de largeur et au-dessus.

.... Dans les bâtiments, de quelque nature qu'ils soient, il ne pourra, en aucun cas, être toléré plus de sept étages au-dessus du rez-de-chaussée, entresol compris.

A Lyon, la hauteur maxima prévue est de 22 mètres 50, à Lille de 18 mètres, à Bucharest, de 17 mètres, etc.

Certains hygiénistes, Thèze, Flüge, Zuber et Clément ont essayé de résoudre ce problème, en employant de véritables formules mathématiques, mais ils sont arrivés à des chiffres un peu élevés : c'est ainsi que chaque rue de Lyon, d'après Clément, devrait avoir près de 50 mètres de largeur !

Le mieux est de ne point trop faire de calculs et de s'en tenir à une observation naturelle et logique ; d'ailleurs le point le plus important est l'orientation de la rue.

On peut diviser, avec Yvert, les partisans de l'orientation spéciale à donner aux rues en deux camps : ceux qui voudraient l'orientation méridionale, et ceux qui préfèreraient l'orientation équatoriale.

L'orientation méridionale est la direction Nord-Sud, dans le sens des méridiens ; l'orientation équatoriale est la direction de l'Est à l'Ouest, parallèlement à l'équateur.

Les premiers, c'est-à-dire les hygiénistes qui préconisent la première de ces deux orientations, insistent sur la nécessité de donner en abondance, aux habitants des villes, de la lumière et du soleil ; grâce à cette orientation, les deux principales façades des habitations reçoivent, l'une à l'Est, pendant la première moitié du jour, l'autre à l'Ouest tout l'après-midi, les rayons bienfaisants du soleil, avec l'éclairage intense qu'ils produisent et la chaleur qu'ils procurent, deux points qui ne sont pas à dédaigner dans nos climats du Nord, mais qui présentent certains inconvénients faciles à comprendre dans les régions du Midi.

Mais nous devons insister ici sur les effets utiles de l'ensoleillement, sur son pouvoir germicide et microbicide, prouvé par la clinique, par le laboratoire, par la statistique même qui a permis de constater, dans la mortalité, à Berne, une différence de 13 % au préjudice du côté son ensoleillé !

M. le docteur Arnould, partisan déterminé de l'orientation méridionale fait même remarquer que cette direction donne beaucoup plus de chaleur et de soleil que la direction équatoriale qui cependant expose au Midi la façade des maisons : « En effet, une paroi verticale, tournée vers le Sud, emmagasine peu de chaleur à midi, même en plein été, parce que les rayons du soleil, tombant suivant une ligne qui se rapproche de la perpendiculaire à l'horizon, deviennent à peu près parallèle à cette paroi et glissent à la surface sans pénétrer. »

Il semble donc que la direction ou plutôt

l'orientation méridionale soit la meilleure et la plus favorable, surtout pour nos climats froids.

Cependant, en été, elle présente quelques inconvénients, en particulier dans le Midi, et c'est pour cela qu'en Algérie, par exemple, existent ces larges et hautes arcades, sous lesquelles on trouve l'ombre nécessaire, et qui peuvent servir aussi d'abri, en cas de pluie, par exemple.

Peut-être, pour parer à cet inconvénient d'une trop grande chaleur, vaudrait-il mieux recourir à une orientation mixte, Sud-Est-Nord-Ouest ou Sud-Ouest-Nord-Est, variable selon la direction des vents bienfaisants de la région.

MM. Bouyssy et Heuriet ont démontré tout dernièrement (Revue générale des sciences, 15 septembre 1908) que, si l'on considère, par exemple, la région parisienne, les vents venant du Sud-Ouest lui apportent à la fois de l'ozone et un air peu riche en acide carbonique ; que d'autre part l'azone prend naissance dans les hautes régions de l'atmosphère, sous l'influence des radiations ultra-violettes qui émanent du soleil En conséquence, les vents du Sud-Ouest, provenant des grandes altitudes et arrivant jusqu'au sol, ne peuvent être des vents horizontaux, mais bien obliques, ce qui leur permet de balayer la terre et d'y substituer une atmosphère très pure.

Dans une ville des environs de Paris, il conviendrait donc d'assurer aux vents du Sud-Ouest une libre circulation dans les artères de la cité, et pour cela, il faudrait éviter de la situer dans une vallée étroite et choisir de préférence pour emplacement une plaine, ou même, si possible, une légère élévation. De plus, toutes les avenues devraient être disposées parallèlement et être orientées du Nord-Est au Sud-Ouest. De cette façon, on assurerait aux vents du Sud-Ouest une circulation parfaite puisqu'aucun édifice ne leur serait opposé. Dès lors la stagnation de l'air, si préjudiciable à l'atmosphère des villes, n'existerait plus et les nouveaux citadins jouiraient constamment d'un air pur, de tous points semblable à celui que la nature a destiné aux êtres aériens.

On voit donc que le problème de l'orientation des rues est beaucoup plus complexe qu'il le paraît tout d'abord : il ne suffit pas de leur donner telle ou telle direction ; il faut encore tenir compte des vents favorables ou contraires et l'on voit que dans toute la région du Nord de la France, c'est le vent du Sud-Ouest qui semble le plus utile, car c'est lui qui apporte l'ozone, dont on a démontré, dans ces dernières années, l'influence bienfaisante.

Ce n'est pas tout : il importe encore de s'occuper du degré actinométrique, bien étudié par le docteur Clément, de Lyon ; le degré actinométrique signifie intensité des radiations lumineuses ; il ne faut donc pas le confondre avec l'ensoleillement ; or, en recherchant quelle largeur devront avoir les rues pour que les radiations lumineuses conservent une intensité au moins égale à neuf degrés, en parvenant au rez-de-chaussé des maisons ayant 20 mètres de hau teur, le docteur Clément est arrivé à cette conclusion que, pour Lyon et pour les villes ayant à peu près le même degré actinométrique, la largeur des rues doit être un peu plus grande que la hauteur des maisons,

C'est d'ailleurs à cette conclusion, ou à peu près, qu'arrivent tous les hygiénistes compétents et cependant il semble que des architectes n'en tiennent pas compte. Cette notion est pourtant d'une importance capitale et nous devons, à mesure que les villes s'agrandissent et se développent, devenir de plus en plus exigeants, au nom de l'hygiène.

Nous ne voulons pas dire par là qu'il faut être intransigeant et ne tenir aucun compte des contingences, mais il est facile de comprendre l'utilité des rues larges, spacieuses, bien ensoleillées, bien aérées, bien balayées par les vents et il n'est pas plus difficile,ni plus coûteux de les bâtir selon les données scientifiques de l'hygiène moderne.

Nous n'avons pas tout dit d'ailleurs sur cette question, et il faudrait des volumes pour expliquer tous les détails que comporte un semblable sujet. Ne nous occupons pas de la construction des maisons, de la disposition des pièces, de la nécessité des chambres bien exposées, de la disposition des portes, des fenêtres, des couloirs, etc.; mais il y a encore la question des voies transversales ; nous avons orienté les voies principales du Sud-Ouest au Nord-Est ou réciproquement ; les rues adjacentes, on le comprend, ne peuvent avoir la même direction ; on

BIBLIOTHÈQUE NATIONALE IMPR...

conseille en général de les faires perpendiculaires aux voies principales.

Cette disposition répartit les quartiers en vastes quadrilatères, avec rues parallèles et à angle droit ; elle semble fournir le maximum d'air, de lumière et d'ensoleillement ; elle diminue l'encombrement et elle permet aussi une surveillance plus facile. Cependant on lui reproche d'être moins commode pour les relations, de paraître monotone et de perdre trop de terrain pour les constructions ; aussi a-t-on proposé le type rayonnant, sous forme d'éventail, avec grande place au centre, qui répond moins aux desiderata des hygiénistes.

Il est enfin une autre question qui intéresse l'hygiène proprement dite des rues, c'est celle des ruelles, des impasses, des passages, qu'il faudrait absolument supprimer. « Il est bien certain, dit le docteur Yvert, que ce sont là, la plupart du temps, de véritables foyers à microbes où l'humidité, l'obscurité, la réunion des détritus de toutes expèces se donnent rendez-vous pour remplir les conditions les meilleures à la reproduction, à la repullulation par myriades de ces micro-organismes dangereux. Et nous ne craignons pas certes d'être démenti, en affirmant bien haut, qu'au centre des villes, c'est dans ces coins et recoins que la plupart des germes pathogènes se retirent, sommeillent tranquillement, établissent leur quartier général, pour, au premier jour, à la faveur des conditions atmosphériques, météorologiques, telluriques, électriques, favorables à leur développement, donner lieu à ces poussées épidémiques, dont on cherche souvent bien loin, partout ailleurs, le point de départ et l'origine. » Nous n'en voulons d'ailleurs pour preuve que la récente épidémie de variole, à Paris, qui a correspondu à la démolition du carreau du Temple et qui a pris son origine dans les ruelles des quartiers encore pareilles à ce qu'elles étaient il y a 3 ou 4 siècles, c'est-à-dire noires, sales et encombrées.

Pour résumer enfin ce chapitre, nous demanderons la suppression de toutes les petites rues, de tous les passages, de toutes les cités, nous réclamerons des voies larges, spacieuses, avec des maisons dont la hauteur ne sera pas sensiblement supérieure à la largeur de la rue et avec une orientation générale telle que l'on puisse obtenir le maximum d'air, de lumière et d'ensoleillement.

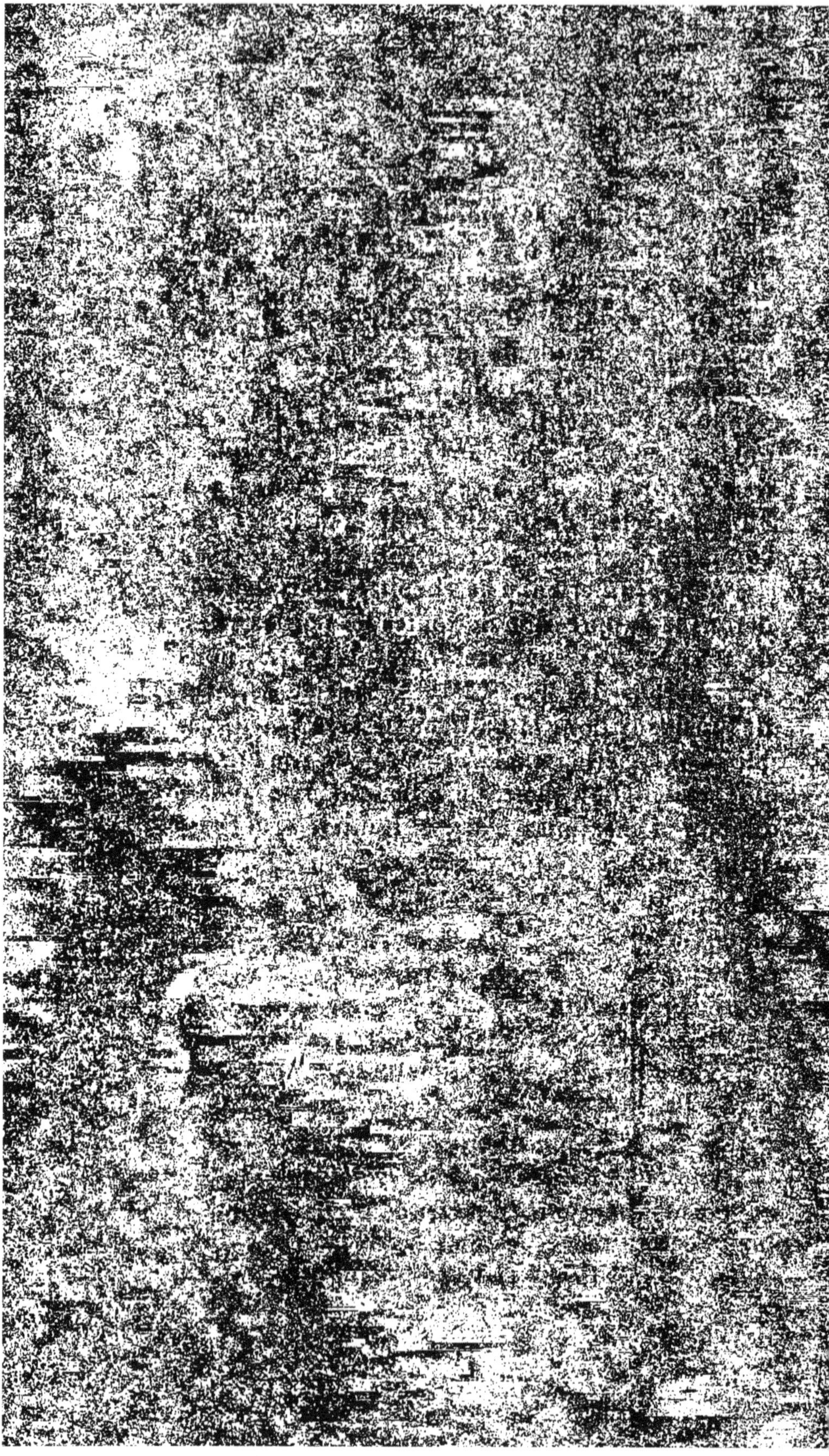

CHAPITRE II

Utilité des Places publiques, des Boulevards des Squares et des Jardins.

Est-il encore utile d'insister aujourd'hui sur la nécessité des Places publiques, des Boulevards, des Squares et des Jardins ? Ce sont des trouées d'air pur au milieu de la ville enfermée et endeuillée par la poussière ; ce sont les bronches de la cité. Aussi semble-t-il que partout on doive répandre à profusion ces Places, ces Boulevards, ces Jardins qui ornent certaines de nos villes françaises. Faut-il rappeler Paris, avec les parcs de Montsouris, des Buttes-Chaumont, le parc Monceau, les Tuileries, les Champs-Elysées, le Luxembourg, le Bois de Boulogne et le Bois de Vincennes, ses Places innombrables et ses Squares de quartier que l'on crée chaque jour ? Faut-il citer Lyon et sa célèbre promenade de la Tête d'or, Toulouse et son jardin des Plantes, son Grand-Rond et ses allées plantées de tilleuls et d'acacias, Bordeaux avec les Quinconces, le boulevard de Caudéran et le jardin des Plantes, Tarbes et son jardin Massé, Montpellier avec le Pérou et sa superbe Esplanade, Perpignan avec ses platanes merveilleux, Nantes avec son remarquable jardin Botanique, Nancy avec sa Pépinière si pittoresque, Dijon avec l'Arquebuse et son parc somptueux, Versailles avec son château et son parc, Marseille avec le Pradro et la Corniche, Lille avec le jardin Vauban, le bois de Boulogne et le Bois de la Deûle, etc. ?

Faut-il parler encore des villes belges si aérées, entourées d'une véritable couronne d'air et de verdure, et en particulier de Bruxelles avec ses avenues magnifiques, son jardin Botanique, son parc Royal et le bois de la Cambre ?

Faut-il rappeler que, dans cette voie, l'Angleterre nous a devancée depuis déjà longtemps, et qu'à Londres, par exemple, les grands parcs, les vastes places et les squares abondent ? De même en Allemagne, on consacre, depuis près de trente ans, des sommes considérables à l'entretien de vastes jardins urbains, dont plusieurs mesurent de 60 à 90 hectares de superficie !

Les places publiques, qui ne sont que des élargissements de rues contiguës, pallient en effet, dans une certaine mesure tout au moins, les inconvénients de l'encombrement ; elles permettent de diminuer, sans en avoir l'air en quelque sorte, la densité de la population, et de donner une circulation plus active à l'air et à la lumière ; de plus elles sont souvent plantées d'arbres et nous verrons tout à l'heure le rôle bienfaisant des végétaux.

Les boulevards et les avenues sont des rues plus larges, plantées d'arbres. Mais faut-il encore que, par leur trop grand développement et par leur rapprochement excessif des habitations, ces arbres ne deviennent pas beaucoup plus gênants qu'utiles, qu'ils ne soient pas une source d'humidité, d'obscurité et de manque d'air pour les propriétés riveraines. Aussi a-t-il toujours été convenu qu'ils ne seront jamais trop rapprochés de la façade des maisons en bordure, et que leurs branches seront toujours taillées de façon à ne pas envahir les fenêtres des étages.

Alphand a même posé en principe que l'on ménagerait une distance de 5 mètres entre les appartements et les plantations les plus rapprochées; au cas où l'on planterait deux rangées d'arbres à côté l'une de l'autre, l'intervalle entre ces deux lignes parallèles serait encore de 5 mètres également.

Mais, en tenant compte de ces désiderata de technique sanitaire, on comprend l'importance capitale de ces immenses voies de communications, percées, selon le mot du docteur Yvert, à grands traits au travers des cités populeuses ou placées à leur périphérie, qui ont pour but de rendre plus faciles, plus rapides les relations d'un point à un autre, mais, avant tout et surtout, de combler ce désideratum, en fait d'hygiène, de répandre à flots l'air, la lumière et l'ensoleillement, dans les quartiers qu'elles traversent, de permettre aux habitants de prendre en tout temps et à toute époque de l'année, de véritables bains d'air et de soleil. Et, en vérité, du fait de ces vastes trouées, de ces énormes artères, une aération des plus actives se produit tout naturellement et comme l'oxygène et les rayons solaires constituent les agents germicides et microbicides par excellence, il en résulte une modification des plus actives dans l'état sanitaire de la population.

Dans ses causeries d'hygiène sanitaire, M. le Docteur Yvert a très bien étudié cette importante question de l'influence des boulevards et des squares sur le bien-être des habitants des villes et sur la santé publique.

Matériellement parlant, en effet, l'ombre que projettent tous ces arbres, n'est pas une quantité négligeable, même dans les climats tempérés, pendant les chaleurs tropicales d'un été brûlant, ni surtout dans le Midi et dans les pays chauds, où elle rend de. signalés services. On en saisit toute l'importance quand on est obligé de circuler, par les heures les plus chaudes, à Paris, aux mois de juillet et d'août par exemple. Que d'insolations évitées par ce moyen si simple !

Mais là ne se borne pas, tant s'en faut, le rôle de ces plantations, car elles ont une action beaucoup plus efficace, en tant qu'agents modificateurs de l'atmosphère ambiante et d'éléments d'assainissement du sol.

Chimiquement parlant en effet, les feuilles auraient pour fonction d'absorber l'acide carbonique de l'air, de le transformer en carbone qu'elles assimilent et en oxygène qui se répand dans le milieu que nous respirons. Si petite soit cette quantité, qu'on a même contestée (1), toujours est-il qu'il s'agit là d'un fait absolument exact et parfaitement démontré.

Bien plus une grande partie de cet oxygène serait exhalée à l'état d'ozone et, pour qui connait l'influence considérable attribuée, maintenant plus que jamais, à ce gaz, sur la morbidité et la mortalité, pour qui est au courant des relations intimes qui existent, à n'en pas douter, entre l'état ozonométrique de l'atmosphère et la courbe des maladies, force est bien de reconnaître qu'on doit tenir compte, au moins dans une certaine mesure, de cette action bienfaisante des arbres des boulevards, des avenues et des jardins publics.

Et puis les arbres absorbent une grande quantité de l'humidité de l'atmosphère; ainsi il a été calculé qu'un marronnier en pleines feuilles absorbait 100 litres d'eau en vingt-quatre heures. Or, indépendamment des services qu'elles nous rendent ainsi par l'intermédiaire de leurs feuilles, ces plantations agissent d'une manière encore plus active en tant qu'agent d'absorption

---

(1) Nous ne savons rien, dit Heuriet, sur les vertus épuratrices des végétaux De ce que la fonction chlorophyllienne qui a lieu pendant le jour transforme l'acide carbonique en oxygène, il ne faudrait pas conclure qu'elle purifie l'air, puisque ce n'est pas l'acide carbonique qui le souille. Toutes les vapeurs qui s'accumulent dans l'air des grandes villes et qui, avec la poussière, rendent la végétation si précaire. permettent de penser que l'atmosphère y est aussi nuisible aux plantes qu'aux hommes.

de l'humidité du sol, à l'aide de leurs innombrables racines. Car d'après les calculs établis à ce propos à l'observatoire du parc de Montsouris, il résulterait même que, pour une évaporation à la surface des feuilles, estimée à 150 ou 200 grammes, le végétal, auquel appartiennent ces feuilles, consommerait, sous l'influence de la lumière et par voie de transpiration, près d'un kilogramme d'eau. C'est assez dire, en somme, la quantité relativement considérable de liquide que sont capables d'enlever aux terrains du voisinage ces immenses arbres des boulevards, — et le rôle réellement important qu'ils jouent, sans en avoir l'air, au point de vue de l'assainissement et de la salubrité publique.

Bien peu de promeneurs, assurément, se doutent des bienfaits multiples dont ils sont redevables à ces monceaux de verdures, que la plupart ne considèrent, à juste titre d'ailleurs, car c'est encore là une de leurs qualités avec laquelle on ne saurait trop compter, que comme des objets d'agrément, à l'aspect plus ou moins souriant, et destinés à agir beaucoup plus sur le moral que sur le physique. Or, la vérité est que les plantations de nos avenues remplissent parfaitement ce double but. Pour en être convaincu, il suffit de se rappeler la sensation particulièrement agréable que l'on éprouve quand, après avoir erré de longues heures dans les petites rues obscures d'une grande ville, aussi dépourvues d'air que de lumière, tortueuses, encombrées, plus ou moins propres, on tombe brusquement sur ces magnifiques boulevards, « dont l'aspect souriant, c'est le cas de le dire, remet du baume dans le cœur ». Certainement, et sans aucun doute, le feuillage a sur la santé publique, ne fût-ce que par son action sur le moral, une influence indiscutable, et qu'on ne saurait négliger sans commettre une grosse faute et une erreur des plus regrettables.

La meilleure preuve en est que, déjà en 1883, par les plans et projets représentés à l'Exposition allemande d'Hygiène, la municipalité de Berlin paraissait absolument décidée à mettre des arbres dans toutes les rues qui pouvaient en contenir; de même à tous les Congrès internationaux d'Hygiène, de Bruxelles, de Rome, de Berlin, la troisième section, qui s'occupe de Technologie sanitaire, a insisté à différentes reprises, et par l'organe de plusieurs de ses membres, sur cette importante question.

M. Rœchling, dont on connaît la haute compétence en ces matières, trouve plus que désirable la plantation d'arbres sur les voies et places publiques, à la condition toutefois de ne pas priver d'air et de lumière les maisons voisines.

M. le docteur Bœhm a déclaré qu'à Berlin on multipliait, dans des proportions considérables, les plantations sur les boulevards et dans les rues larges : d'après les dernières statistiques, cette ville compterait près de 60.000 arbres d'alignement.

Pour M. Vermehren, de Hambourg, il importe d'insister le plus vivement possible auprès des pouvoirs publics sur le développement de ces plantations, non seulement sur les places, les boulevards et les avenues, mais encore dans les rues assez larges.

On voit par ces quelques citations combien cette idée de planter des arbres dans les rues a fait de progrès depuis quelques années et quelle importance y attachent tous les hygiénistes de profession.

Paris d'ailleurs n'est pas resté en retard dans cette marche en avant, car déjà en 1904, d'après les chiffres d'Yvert, il y avait sur les seules voies de la capitale, indépendamment et à l'exclusions des plantations des parcs squares et jardins, 86.012 arbres, ainsi répartis du reste par genres et par espèces: 25.919 platanes; 16.714 marronniers ; 14.806 ormes ; 9.310 semis du Japon ; 6.011 érables ; 4.484 sycomores ; 4.364 acacias ; 3.205 tilleuls ; 868 paulonias ; 353 noyers d'Amérique ; 322 cédreliers ; 167 sophoras ; 44 peupliers, non compris ceux des berges de la Seine ; 23 planéras ; 11 sorbiers ; 10 ptérocaryers ; 5 négundos ; 3 frênes ; 1 chêne ; 1 mûrier et 1 catalpa.

L'entretien de ces arbres est assuré par un personnel de 88 travailleurs ; le prix de revient de chacun d'eux varie de 25 à 95 francs en moyenne, selon la nature du sol. Mais bon nombre de ceux des larges avenues où l'on plante des spécimens de choix, atteignent, y compris les travaux de terrassement et de protection, le chiffre de 380 francs par plantation neuve.

Quant à l'entretien, il coûte environ 3 francs par arbre. En outre les arbres de Paris, ayant une végétation plutôt délicate, n'atteignent pas en général les âges respectifs ordinaires de leurs espèces, de sorte qu'il faut compter, bon an mal an, 1/40e de remplacement de sujets pour diverses causes. Et si les arbres n'y figurent pas encore, dans les rues même, il est bien probable que ce perfectionnement ne se fera pas trop attendre pour celles dont le projet est actuellement à l'étude.

Car cette idée n'est pas aussi nouvelle qu'on veut bien le dire, puisque, dans plusieurs villes du Midi de la France, dans nombre de centres même peu importants d'Algérie et de Tunisie, ces plantations existent depuis bien longtemps déjà le long des trottoirs. Bien plus cette habitude est courante en Extrême Orient. Les hygiénistes des divers Congrès internationaux n'ont donc fait, en insistant de nouveau sur ces détails, que rappeler l'attention sur ce sujet et démontrer une fois de plus son importance et sa nécessité.

Quant au choix même de ces arbres, de leur espèce, de leur hauteur, il est difficile de se prononcer et de porter un jugement absolument motivé. Tout ce que l'on peut dire, c'est que, dans nos pays, le platane, le marronnier, le vernis du Japon, l'orme et l'érable semblent mériter justement la faveur du public. Par conséquent, on n'aura, dans chaque localité, qu'à prendre, parmi ces différents arbres, ceux qui paraîtront se comporter le mieux et donner le plus d'ombrage.

Mais on a objecté la question d'argent et le prix de revient assez élevé de chaque arbre, 25 à 95 francs à Paris : c'est là une question fort importante, mais combien plus importante encore est la question des vies humaines que l'on peut économiser par ce procédé !

On a encore fait une autre objection : par les temps secs, ces avenues, ces places donnent lieu à de véritables nuages de poussière, et c'est là aussi un inconvénient qui a une grande valeur : nous verrons dans ce dernier chapitre comment on peut lutter contre la poussière.

Il n'en reste pas moins acquis que plus on donnera de grands boulevards à une cité, plus l'air se renouvellera, plus le soleil y pénètrera et moins il y aura de maladies.

Or ces avantages immenses, au point de vue de la salubrité, qu'on s'accorde généralement à reconnaître aux boulevards et aux avenues, s'appliquent encore, et à plus forte raison, aux squares, aux parcs et aux jardins publics qui ne sont en somme qu'une « reproduction en grand » de ces larges voies de communication.

Ces vastes espaces sont on ne peut mieux disposés pour augmenter, sous des proportions considérables, le renouvellement de l'air et l'oxigénation des poumons.

Ils contribuent, pour une large part, à la

diminution de la condensation, de l'encombrement, de la densité de la population, que tout le monde réprouve et rend responsable de si graves méfaits. Grâce à un pareil stratagème, la superficie des terrains occupés par chaque habitant, sur une surface donnée, est beaucoup plus largement répartie.

De plus il existe aussi, à proximité des habitations et à la disposition de tous les citoyens, de magnifiques promenades, de larges espaces, parfaitement aérés, enluminés et ensoleillés, où chacun peut respirer à son aise, où les enfants peuvent courir, jouer, s'ébattre, s'adonner à leurs jeux les plus bruyants, où enfin on trouve un aspect gai, riant, reposant de la nature.

Et n'y aurait-il.que ce côté moral des jardins et des squares, qu'il faudrait en demander le développement, car chacun sait combien, aux minutes tristes de la vie, une promenade dans un parc bien verdoyant et ensoleillé, est calmante et réconfortante.

C'est pourquoi, nous, les médecins, les hygiénistes nous désirons voir les villes s'adorner de plus en plus de belles promenades, de grands boulevards bien aérés et plantés d'arbres, car ainsi nous donnerons à ces villes surpeuplées plus d'air et de lumière et nous permettrons aux travailleurs des grandes cités de prendre, sous de frais ombrages, dans un cadre riant et sain, le repos que réclament leurs nerfs et leur cerveau surmenés !

CHAPITRE III

Trottoirs, Ruisseaux, Urinoirs.

Trois points, peu importants en apparence, doivent être mis en relief dans l'hygiène de la rue : nous voulons parler des trottoirs, des ruisseaux et des urinoirs.

Les trottoirs doivent être larges pour ne pas gêner la circulation ; ils doivent occuper environ 1/5 de la chaussée ; ils doivent être propres et lavés à grande eau le plus souvent possible et malheureusement les riverains ne tiennent souvent aucun compte de ce desideratum d'hygiène, car, tous les jours, on peut constater, à Paris, par exemple, que les trottoirs sont encombrés de papiers, de débris de toutes sortes et d'immondices déposés par les chiens qu'on ne laisse plus aller dans la rue, par crainte des automobiles !

Leur revêtement doit être en asphalte ou en ciment ; celui-là a l'inconvénient de se boursouffler pendant la chaleur ; celui-ci est préférable, car il se détériore fort peu. Il ne faut pas en tout cas, oublier d'établir un soubassement solide et de bonne qualité, de laisser une certaine pente du côté de la chaussée, de telle sorte que les eaux s'écoulent naturellement dans le ruisseau, et de leur donner une bordure résistante en grès ou en granit et martelée pour ne pas qu'elle soit trop glissante.

Les ruisseaux sont, en Allemagne et en Suisse, souvent au milieu de la chaussée; le système français est plus commode ; c'est le système latéral. Mais il faut bien se garder d'utiliser les ruisseaux pour les ordures ménagères et les immondices; le ruisseau ne doit servir qu'aux eaux de pluie et de lavage des rues. Et si nous insistons plus particulièrement là-dessus, c'est qu'au Havre, d'après M. Siegfried, le système du tout à la rue est encore appliqué, et voici ce qui se passe à Marseille d'après M. Brouardel.

« A Marseille, les maisons sont hautes, les rues étroites ; dans quelques-unes on pratique le jetage au ruisseau de toutes les immondices de la maison, car celle-ci est dépourvue de cabinets d'aisance, de fosse ou de tout autre moyen d'évacuation. Les ruisseaux sont encombrés par des détritus de toute espèce, dont quelques-uns, par leur forme, leur couleur et leur odeur, ne laissent subsister aucun doute sur leur origine ! »

Et à Toulon où, d'après le même auteur, chacun, tous les matins, sort son vase de nuit et le verse directement dans le ruisseau placé devant sa demeure ! Lorsque l'eau est abondante et la pente suffisante, la rue est encore quelquefois débarrasée des immondices, mais, dans le cas contraire, et c'est le plus fréquent, elle devient rapidement un foyer pestilentiel auquel on remédie à grand peine et rarement ! Et certains hygiénistes s'étonnent que la fièvre typhoïde sévisse, dans ces deux villes, à toutes les époques de l'année, qu'elle y soit à l'état endémique.

Les urinoirs et les water-closets sont, dans les grands centres, des objets de première nécessité. Il en faut à proximité de tous les établissements publics, des théâtres, des lycées, des églises, des promenades, près des cafés et des brasseries, sur les places publiques, sur les avenues, etc.

Peu nous importe que ces urinoirs soient bien visibles ou dissimulés dans des maisons ou sous la rue (comme en Angleterre), pourvu qu'ils aient un bon dégagement et que l'urine ne soit pas stagnante et ne dessèche pas sur place.

Le type préférable est celui adopté dans les cafés et dans les grandes gares, avec buvette et eau en abondance, mais c'est un système cher auquel on doit préférer les urinoirs à huile, dans lesquels le poids du visiteur fait jouer un mécanisme qui provoque, avant et pendant la miction, une irrigation d'huile, empêchant ainsi toute adhérence des urines aux parois du récipient, avec cet avantage en plus qu'au moment où le visiteur se retire, le support se relève, l'écoulement d'huile s'arrête et que celle qui surnage sur le liquide urinaire, étant reprise par le mécanisme, peut resservir indéfiniment.

Si l'on trouve ces appareils trop chers, on peut encore s'adresser aux urinoirs à plaques, sans séparation, à stalles continues, avec lavage par chasses périodiques ou de graissage périodique à l'huile lourde de houille, après brossage avec une solution d'acide chlorhydrique à 10 °/₀.

Quant aux chalets de nécessité, on préfèrera naturellement aux tinettes mobiles le tout à l'égoût chaque fois que cela sera possible.

Donc ayons soin d'avoir dans nos rues des trottoirs larges et propres, des ruisseaux assez profonds, où on ne jette pas de saletés, des urinoirs et des chalets de nécessité possédant un bon écoulement, car, nous pouvons le dire une fois encore, la propreté et l'hygiène sont les deux ennemies de la maladie.

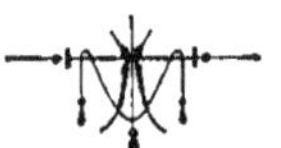

CHAPITRE IV

La Voirie — Boues et Immondices.

Le service de la voirie était naguère encore relégué à l'arrière-plan ; depuis quelques années, il a pris à juste titre une importance de plus en plus considérable. Des principes de chimie, de physique appliquées sont entrés en scène ; l'hygiène, l'architecture, l'art de construire les routes et les chaussées se sont mis de la partie ; en un mot la voirie est devenue une véritable science, avec sa technique particulière, ses appareils et tous ses instruments.

Dans ce mouvement en avant de l'hygiène, l'Allemagne tient la tête ; elle a des ingénieurs de la voirie qui sont de véritables savants, et ceux-ci sont secondés par un personnel très nombreux de surveillants et de contrôleurs.

Ce sont ces derniers qui manquent en France, où le service de la voirie est certainement bien fait, mais où il n'est pas suffisamment contrôlé.

Et cependant on ne peut pas dire qu'on ne dépense pas assez d'argent pour l'entretien d'une ville comme Paris.

D'après les calculs de M. Barabaut, qui s'est tout particulièrement occupé de ces questions, l'arrosage revient à Paris à 0 fr. 18 centimes le mètre carré, au lieu de 0 fr. 10 à Londres. La surface totale arrosée étant de 2.500.000 mètres carrés à la lance et de 5.800.000 mètres carrés au tonneau, il en résulte une dépense totale de 1.494.000 francs par an.

Pour l'entretien des rues, le budget se répartit ainsi :

Les balayeurs usent actuellement, indépendamment des balayeuses attelées, pour 45.000 francs de balais de bouleau.

Les râclettes caoutchoutées reviennent environ à 20.000 francs par an.

Les cantonniers, balayeurs et chiffonniers, avec leurs surveillants et leurs chefs cantonniers touchent annuellement 6 millons et demi.

L'entretien du matériel (balayeuses attelées et tonneaux d'arrosage) revient à près de 10.000.000 de francs.

D'où il ressort que chaque mètre carré de la ville revient bon an mal an à un franc environ, comme entretien.

L'enlèvement des boues et des immondices offre bien des inconvénients.

Il suffit d'avoir assisté une fois seulement à la manière dont se fait journellement l'enlèvement des poussières et des boues sur les grandes voies publiques, pour être frappé des inconvénients multiples qui peuvent en résulter, soit pour la propreté de la ville même, soit pour les dangers courus par les promeneurs qui sont les victimes toutes désignés à l'avance de ce véritable abus de pouvoir (Yvert). Avec les tombereaux, beaucoup trop élevés, absolument découverts, qui servent à cet usage, avec des pelles immenses employées par les ouvriers, de la voirie pour jeter dans ces récipients les tas d'ordures, il arrive fatalement qu'une grande partie de ces dernières sont jetées par dessus bord ou entraînées par les courants d'air, si peu violents qu'ils soient. Sans compter encore avec la maladresse de ces ramasseurs de boues qui, culculant mal l'effort qu'ils ont à fournir du fait même de la hauteur souvent trop considérable des véhicules collecteurs, dépassent bien souvent le but à atteindre et en lancent une grande quantité de l'autre côté de la voiture.

Et, pour les collecteurs d'immondices, ce reproche doit être encore plus violent ! N'y a-t-il pas à Paris, certaines rues, comme la rue Mouffetard, par exemple, qui sont beaucoup plus sales après qu'on a enlevé les ordures ménagères ?

Aussi semble t-il qu'Yvert a complétement raison lorsqu'il réclame les tranformations suivantes :

1° On devrait modifier, en grande partie, la construction actuelle des voitures spécialement destinées à l'enlèvement des boues et immondices sur les voies publiques. Actuellement en Allemagne, et à Berlin tout particulièrement, elles sont beaucoup moins élevées, bien plus basses sur roues, à hauteur telle que sans effort, sans peine, sans fatigue, l'employé de voirie puisse y déverser les détritus réunis en tas de distance en distance. C'est là un point capital et sur lequel insistent beaucoup les hygiénistes qui s'occuppent de la salubrité des rues. D'ailleurs à Paris, il en existe quelques-unes déjà de ce modèle dans les quartiers aristocratiques.

2° En second lieu, il faudrait absolument substituer aux véhicules actuellement en service, complètement découverts, exposés à tous les vents, qui constituent, durant leur circulation en ville, de véritables propagateurs de tous les germes, de véritables tombereaux, aussi étanches que possible, faciles à désinfecter et à nettoyer, mais surtout et avant tout, hermétiquement fermées, de manière, une fois remplis, à ne répandre, sur le trajet de leur parcours, ni matières suspectes, ni odeurs désagréables. A Paris, il existe ainsi quelques voitures fermées; les autres, on se contente de les recouvrir d'une bâche !

3° Enfin il faudrait munir les employés de voirie, les boueux, comme on les appelle à Paris, d'instruments un peu plus pratiques, plus faciles à manier que ces immenses pelles, disposées à l'extrémité d'un long manche, plus disproportionné encore et d'où résulte l'impossibilité pour eux de bien calculer leurs mouvements, de projeter exactement où ils le désireraient le contenu de leur pelle. Et surtout on devrait exiger que cette besogne ne se fît pas dans la journée, mais bien le matin, avant 8 heures, de façon à ce que les piétons, et en particulier les enfants se rendant à l'école et les ouvriers allant à leur travail ne reçoivent pas sur leurs têtes et sur leurs habits de véritables tas d'ordures, nids à microbes.

On voit quels immenses progrès nous devons réaliser encore pour obtenir une certaine propreté dans l'enlèvement des boues et immondices. Le service de la voirie a encore beaucoup à faire.

CHAPITRE V

La Poussière

Son rôle dans la propagation des maladies infectieuses

Avec le docteur Héricourt, médecin inspecteur des bureaux de poste de Paris, on peut distinguer plusieurs sortes de poussières : 1° les poussières organiques, c'est-à-dire sans vie, qui peuvent appartenir aussi bien au règne animal qu'au règne végétal, les débris de paille, de soie, de laine, de cuir, de papier, de bois par exemple ; 2° les poussières organisées, jouissant par conséquent d'une vie propre, particulière, à part, mais bien réelle et effective, et qui comprennent précisément toutes les variétés de microbes dont nous nous occuperons tout à l'heure, et enfin 3° les poussières minérales, au nombre desquelles on peut citer les sels de chaux, de magnésie, de potasse, de soude, de fer, d'alumine, de chlore, de phosphore, de la pierre, du charbon, etc.

Parmi ces poussières, les unes jouent le rôle d'agents de transmission, les autres, celui d'agents pathogènes ; on comprend que les particules organiques ou minérales ne font que véhiculer, que transporter les petits êtres organisés, les microbes.

Mais pour que ceux-ci pénètrent à l'intérieur de l'économie, il faut que l'expérience soit déjà lésé. Une expérience déjà ancienne de Pasteur (1) et de nombreuses recherches de clinique et de laboratoire le prouvent surabondamment.

Par quel mécanisme les microbes transportés par les poussières pénètrent-ils dans l'économie ? Par deux voies principales, l'inhalation et la déglutition ; les recherches et les travaux si importants de l'Institut Pasteur de Paris, et du Professeur Calmette, de Lille, sont très affirmatifs à ce sujet : les poussières, et en général toutes les matières contenant des microbes pathogènes, sont aussi toxiques, lorsqu'elles sont ingérées que lorsqu'elles sont inhalées. Et il n'est pas seulement question ici des microbes, tel que le bacille d'Eberth, qui se fixe au niveau de l'intestin, dans les follicules clos, et y détermine les lésions caractèristiques de la fièvre typhoïde ; nous pouvons en dire autant des autres bacilles, de Koch, de Pfeiffer, de Talamon-Frankel, etc, qui non seulement peuvent se localiser au ni-

(1) Chacun sait en effet que, dans ses célèbres recherches sur la bactéridie charbonneuse, au milieu des champs maudits de la Beauce, Pasteur ne parvenait à inoculer l'affection charbonneuse aux moutons et aux brebis qu'en leur faisant brouter des chardons ou des herbes couvertes d'aspérités et de pointes, qui lésaient plus ou moins la langue et le palais, puis la muqueuse gastrique et intestinale.

veau du tube digestif, mais encore traverser les parois à peu près saines de l'estomac et de l'intestin pour remonter jusqu'aux ganglions intertrachéobronchiques et de là gagner les poumons, en suivant les divers canaux lymphatiques! Souvenons-nous des travaux du Professeur Behring et de l'école de Lyon et nous constaterons que la tuberculose par ingestion est beaucoup plus fréquent qu'on ne le pense.

Or, que dire, dans ces conditions, des étalages sur la voie publique où tous les aliments sont exposés, où l'on voit des fruits, des légumes, des patisseries, par exemple qui sont consommés sans cuisson préalable et qui, souvent, dans de grandes villes comme Paris, sont de véritables nids à microbes, — microbes qui viennent des poussières soulevées par les piétons, par les chevaux et les voitures, par le balayage à sec, par le battage de tapis, par le cardage de matelas, etc, etc.

Par inhalation, le mécanisme de l'absorption des poussières est encore plus facile à comprendre; dans l'aspiration, tout l'arbre respiratoire risque d'être contaminé; heureusement il existe, au niveau de notre nez, une sorte de véritable filtre, de tamis pour les poussières, si j'ose m'exprimer ainsi; les cornets du nez secrètent un mucus qui enrobe les particules de poussières et les retient; et c'est pour cela qu'il est si nécessaire d'entretenir la perméabilité des fosses nasales. Malgré cela, il ressort des travaux de Ludwig Paul, que les germes quels qu'ils soient peuvent pénétrer, dans les mouvements un peu violents d'aspiration, jusqu'au fond même des alvéoles pulmonaires, où on les retrouve très facilement, aussi bien à l'aide du microscope que des cultures. Dans tous les cas, et à l'état normal, il en pénètre environ 4 pour 100. Or si le sujet qui aspire ainsi les colonies de bacilles est sain, tout se passe bien; les bronches se défendent, secrètent leurs mucus, suscitent la réaction phagocylaire et les microbes sont annihilés ou tués; si au contraire il existe la moindre irritation bronchique, la moindre lésion de l'arbre respiratoire, nous voyons aussitôt apparaître des complications, tels que les bronchites, les broncho-pneumonies, les pneumonies, la coqueluche, la grippe, la tuberculose, etc.

Car nombrenx, bien plus nombreux qu'on ne croit, sont les microbes contenus dans la poussière. Examinons donc quelles sont les diverses variétés de bacilles que l'on trouve dans un grain de poussière. Cette analyse a été faite par Peterman, pour Bruxelles, Müller, pour Berlin, Miquel, le distingué directeur de l'Observatoire de Montsouris, pour Paris.

Tout d'abord ces différents savants ont constaté que l'air était beaucoup moins chargé de poussières et partant beaucoup plus pur, dans les squares, dans les jardins et même sur les places publiques, tandis qu'au contraire, dans les rues très fréquentées comme la Wilhemstrasse, à Berlin, et la rue de Rivoli à Paris, les poussières abondaient en bacilles de toutes espèces, contenaient jusqu'à 250 et 300.000 bacilles par centimètre cube.

L'énumération de toutes ces familles microbiennes serait trop longue, d'autant plus qu'il y a — parmi-elles — des quantités de bacilles non pathogènes, c'est-à-dire incapables de donner, de faire naître une maladie, mais il existe aussi, dans ces poussières, des germes particulièrement virulents, ceux de la tuberculose, de la fièvre typhoïde, de la grippe, de la pneumonie, de la diphtérie, parfois ceux du tétanos, du choléra, de la dysenterie, du charbon, peut-être ceux de la coqueluche, de la variole, de la scarlatine, de la rougeole, des oreillons et toujours ceux de la suppuration banale, c'est-à-dire les streptocoques et les staphylocoques.

Et ceci demande de nombreuses explications.

Occupons-nous tout d'abord de la tuberculose.

Déjà en 1865, le docteur Villemin, professeur du Val-de-Grâce, affirma, à la tribune de l'Académie de Médecine, que la tuberculose, que l'on croyait alors simplement héréditaire, était susceptible de se transmettre par l'intermédiaire de l'air, grâce aux fines particules de poussières qui servent de véhicules au germe de la maladie et, à l'appui de cette affirmation, alors très audacieuse, il démontre que des lapins et des cobayes, enfermés dans une cage au fond de laquelle avaient été déposés des crachats tuberculeux desséchés et finement pulvérisés, deviennent tuberculeux, car ils absorbent ainsi sous forme de particules infiniment ténues, entraînées par le courant d'air, le germe même de la maladie.

A cette époque, cette affirmation eut un grand retentissement; elle devait être confirmée quelques vingt ans après, en 1882, par la découverte du bacille tuberculeux, par Robert Kock.

Depuis, de nombreux travaux chimiques, d'excellentes recherches de laboratoire, des statistiques considérables ont établi le bien fondé de cette théorie de Villemin : la tuberculose est transmissible par l'air, car les crachats tuberculeux projetés dans l'atmosphère se dispersent en fines gouttelettes, lesquelles contiennent du bacille de Koch, et d'autre part les crachats desséchés se désorganisent, se répartissent les particules infimes qui sont entraînées par les poussières, mais toujours le bacille résiste et reste virulent.

Et l'on comprend maintenant pourquoi des règlements de police sévères et rigoureusement appliqués devraient défendre de cracher sur la voie publique et dans les salles publiques, et devraient obliger les personnes qui ont besoin d'expectorer à se munir d'un crachoir.

D'après la dernière statistique en effet, 90 pour 100 des tuberculeux sont contaminés par inhalation (Claisse, Yvert, Labbé, Grancher, Méry, Babonneix, etc.)

Dans les poussières, on trouve également la bacille d'Eberth, c'est-à-dire le microbe de la fièvre typhoïde. Celui-ci est le plus généralement transmissible par l'eau : c'est un point aujourd'hui hors de conteste ; mais il est aussi transmissible par l'air dans 10 °/₀ des cas au moins, comme l'ont démontré MM. Miquel, le professeur Brouardel, le profésseur Chantemesse, les docteurs Lassime (thèse de Paris, 1890), Laveran, Arnould, Tichborne et Visbecq (archives de médecine et de pharmacie militaire, juin 1903).

Il faut même citer en particulier les travaux de Laveran, d'Arnould et de Visbecq.

Dès 1884, le professeur Laveran, médecin-inspecteur de l'armée, aujourd'hui retraité, mais encore vivant et membre de l'Académie de médecine, savant très compétent en matière d'hygiène et de pathologie tropicales, qui a eu le grand honneur de trouver l'agent pathogène du paludisme et qui a étudié son mode de transmission grâce aux moustiques, — publia un travail excessivement intéressant sur la contagion de la fièvre typhoïde et il chercha à démontrer que bien souvent, beaucoup plus fréquemment qu'on se le suppose, la transmission de la fièvre typhoïde a lieu par l'intermédiaire de l'air et que les cas de contagion intérieure dans les hôpitaux, loin de constituer une exception, se rencontrent au contraire dans une certaine proportion.

De son côté, le docteur Arnould, à qui on doit un traité d'hygiène remarquable, rapporte, en 1892, ce fait parfaitement observé et contrôlé, d'un vase préalablement stérilisé et qui, après avoir séjourné pendant quelques heures dans une salle de malades, où étaient traités des typhoïdiques, était bel et bien ensemencé de bacilles d'Eberth.

Tichborne a publié, en 1897, dans le *Dublin médical Journal*, un excellent travail sur la dissémination des germes provenant des gaz d'égoût.

Suivant Visbecq, on pourrait ranger les faits indiscutables, avec nombreuses recherches micro-biologiques à l'appui, qu'il rapporte, sous trois chefs principaux, formant ainsi, en tenant compte des causes premières, trois chapitres distincts :

I. — Dépôts de matières contenant des germes nocifs et présence de certaines industries à proximité des casernements ;

II. — Démolitions et travaux de terrassement au milieu des casernements ;

III. — Infection des champs de manœuvres.

Or, dans tous ces cas, comme l'a démontré Visbecq, c'est bien certainement uniquement par les courants d'air, par la diffusion dans l'atmosphère de minuscules particules de poussières, chargées de microbes éberthiens, qu'a eu lieu l'infection, la contamination, ainsi que cela résulte de la constatation du corps même du délit.

Pour ce qui est tout particulièrement du mode de contagion par le fait des manœuvres à pied ou à cheval, sur du terrain ayant servi jadis à l'épandage des matières fécales, à la vidange des tinettes mobiles, — comme cela n'a été que trop malheureusement constaté dans certaines garnisons de l'Est, — c'est absolument indiscutable.

Le docteur Yvert cite, de son côté, ses observations personnelles, où le bacile d'Eberth a été dûment trouvé et constaté, microscope en main, dans les poussières recueillies sur les dolmans des dragons dont les escadrons ne tardaient pas à être décimés par la fièvre typhoïde.

D'autre part, les médecins anglais qui ont guerroyé au Transvaal pendant trois années consécutives, ont rapporté de cette campagne l'impression très nette que la majorité des cas de dothienenthérie qui ont tué une grande quantité de soldats étaient causés par la dissémination des germes par les poussières abondantes dans cette région, grâce aux vents dominants.

Le professeur Robert Koch, lui-même, quoique partisan déterminé de l'origine hydrique de la fièvre typhoïde, incrimine aussi l'atmosphère qui entoure immédiatement le malade : autrement dit, c'est une réédition, avec de nouvelles preuves et de nouveaux arguments à l'appui, de la contagion nosocomiale par l'air principalement.

N'oublions pas enfin que le professeur Chantemesse qui a fait de si belles études sur la dothiénentérie et qui même a découvert un sérum spécifique de cette affection, admet lui aussi la contamination par les poussières.

Ces microbes, on les trouve partout, non

seulement dans les champs de manœuvres, dans les chambrées, dans les entrevous (Kelsck et Simonin), mais encore dans les rues, sur les trottoirs, sur les étalages, parmi la boue qui stagne dans les ruisseaux et dans les poussières soulevées par les piétons, les voitures et les automobiles ; — ils proviennent du transport, sur la voie publique des vidanges, dans les tonneaux et les tinettes, du cardage des matelas au milieu et au coin des rues, du tapage des tapis et des draps par les fenêtres, et enfin des urines des typhiques trop longtemps conservées. Et l'on voit combien ce problème est complexe, combien il soulève de questions importantes qui mériteraient, à elles seules, de faire la matière d'un chapitre. Mais cette simple énumération de quelques faits suffit, je l'espère, à faire comprendre la fréquence de la contagion typhique par les poussières des rues.

A côté de ces deux sortes de microbes, le bacille de Kock et le bacille d'Éberth, viennent se placer tout naturellement, les bacilles de Pfeiffer, de Talamon-Frankel et de Klebs-Lœffler.

Depuis qu'il existe des épidémies de grippe, on a incriminé les grands courants d'air atmosphériques : c'est là l'opinion classique, et l'on comprend en effet parfaitement comment le bacille de Pfeiffer (docteur Gaillard), véhiculé par les poussières et les particules pulvérulentes infinitésimales de l'atmosphère, peut parcourir, en peu de temps, des espaces relativement considérables; en tout cas, il est dans la poussière et il existe dans la boue.

Le diplocoque de Talamon-Frankel est l'agent pathogène de la pneumonie. On l'a retrouvé dans les crachats répandus sur la voie publique, qui se dessèchent et deviennent, dès lors, des agents de dissémination des maladies. D'autant plus que Macé, par exemple (Traité de bactériologie, 1901), a démontré que ce diplocoque peut conserver sa virulence pendant plusieurs jours et même jusqu'à deux mois, s'il est mis à l'abri du contact de l'air, de l'oxygène et de la lumière solaire, conditions qui se trouvent réunies au maximum dans les fissures des pavés, dans les coins et les recoins des trottoirs, par l'accumulation, en certains points, des détritus et des ponssières des appartements et des rues.

Le baccille de Klebs-Lœffler conserve encore plus longtemps de virulence : on sait que c'est lui qui est l'agent pathogène de la diphtérie. Or, le petit malade, atteint de croup, n'est pas dangereux lorsqu'il est retenu à la chambre ; mais il faut bien savoir que, pendant des semaines et souvent pendant des mois, on retrouve dans son nez, dans sa gorge, dans son arrière-gorge, dans son expectoration par conséquent, le micro-organisme spécifique. Aussi, dans les écoles de la ville de Paris, à la suite de l'éviction d'un élève pour diphtérie, celui-ci n'est admis à réintégrer la classe seulement lorsque l'examen de la salive et des mucosités buccales et nasales, dûment pratiqué dans un laboratoire municipal de bactériologie, a permis de constater l'absence totale de tout microbe suspect.

Il faut ajouter à cette liste de microbes le vibrion cholérique ou bacille virgule qui, en temps d'épidémie, peut souiller les poussières, le spirille du tétanos, si fréquent dans les abattoirs, les écuries et les voies fréquentées par les chevaux, la bactéridie charbonneuse véhiculée par les bêtes à cornes, le germe de la dyssenterie épidémique, bien étudié par Chantemesse et Widal, les bacilles encore indéterminés de la coqueluche, de la variole, de la rougeole, de la scarlatine, des oreillons, et aussi les microbes ordinaires de la suppuration, les streptocoques et les staphylocoques qui font les abcès et qui amènent des complications septiques.

Tous ces infiniments petits se trouvent dans la poussière ; ils ont une prélédiction pour les endroits sales, boueux, pour les replis des trottoirs, pour les fissures de pavés et ils se cachent sous les détritus de toute espèce, sous les amoncellements d'immondices, etc. Viennent un coup de vent, une bourrasque, le balayage à sec, le passage d'un véhicule, surtout d'une automobile, le défilé d'un régiment, aussitôt toutes ces particules sont soulevées et entraînées jusqu'à notre arbre respiratoire ou jusqu'à notre appareil digestif. Et ainsi constamment nous avons à nous défendre contre la poussière qui nous attend au coin des rues pour nous contaminer, pour nous donner le germe d'affection peut-être fatale. La poussière, c'est l'ennemie ! disent tous les hygiénistes. Il faut donc faire la guerre à la poussière. Nous allons voir comment, dans le dernier chapitre.

CHAPITRE VI

Comment lutter contre la poussière

Nous allons étudier successivement, dans ce dernier chapitre, les moyens de prévenir les inconvénients produits par la poussière des rues, c'est-à-dire le balayage humide, les mesures à prendre pour le tapage des tapis, le cardage des des matelas et les automobiles, et enfin le revêtement des chaussées.

Le balayage à sec doit être absolument proscrit, car il inonde la ville de flots de poussières ; aussi a-t-on préconisé le balayage humide. Voici en général comment on procède : an fait précéder les balayeuses par des tonneaux d'arrosage, du modèle en général adopté par le service des ponts et chaussées, de telle sorte que le sol, ainsi détrempé, ne donne, pour ainsi dire, plus lieu à la diffusion dans l'atmosphère de ces inombrables particules pulvérulentes qui volaient de tous côtés, au moment où l'on usait du balai à sec. L'opération doit commencer pendant la nuit et finir à la pointe du jour de façon à n'incommoder personne et à offrir, dès le matin, à la circulation des habitants, des rues propres, nettes, sans poussières.

Malheureurement ce système, aujourd'hui pratique à peu près partout, offre l'inconvénient, assez grave d'ailleurs, d'exagérer en sens contraire et de transformer les chaussées en véritables flaques de boue.

A Paris, on a fait des essais avec une balayeuse d'un nouveau système, dans laquelle un réservoir plein d'eau a été fixé contre le siège du cocher : ce réservoir sert à humecter légèrement, mais constamment, la brosse cylindrique placée sous la voiture ; par ce moyen simple, la poussière alourdie ne s'élève plus en tourbillonnant derrière la balayeuse.

D'autre part et toujours à Paris fonctionnent quelques balayeuses automobiles ou plutôt quelques arroseurs automobiles. On s'est aperçu en effet que l'inconvénient des tonneaux généralement utilisés provenait surtout de leur marche trop lente (4 kilomètres à l'heure à peine) et qu'il suffisait, pour abattre la poussière sans la transformer en boue, de pulvériser l'eau aussi finement que possible et de la répandre à la vitesse de 12 kilomètres à l'heure environ. La voiture à vapeur automobile transporte cinq tonnes d'eau ; une herse, placée entre les deux trains de roues, pulvérise l'eau de façon à couvrir une surface de sept mètres en largeur à une allure moyenne de 12 kilomètres à l'heure. Grâce à la vitesse avec laquelle l'eau pulvérisé humecte la chaussée, la poussière reste adhérente au sol sans former de boue et sans qu'il en résulte ces flaques d'eau qui transforment souvent la chaussée en un véritable marécage ; enfin, détail qui a son importance, ces voitures rendent un travail douze fois plus grand que les tonneaux ordinaires.

On a même annoncé de divers côtés qu'il existait en Amérique et en Allemagne un type d'automobile électrique, destiné tout à la fois à arroser, à aspirer les poussières et à les déposer dans une caisse spécialement destinée à cet effet. Mais nous n'avons pas encore vu cet appareil ingénieux.

Ce balayage, assuré par la ville, doit être évidemment complété par le balayage, exécuté par les concierges et les particuliers, dans les impasses, les ruelles et les cités, où tout balayage à sec devra être interdit sous peine de fortes amendes.

Il y a aussi la question non moins importante de l'enlèvement des tas des poussières,des boues, des immondices, des ordures ménagères, que nous avons étudiée dans un chapitre précédent.

Nous arrivons maintenant aux tapis et aux draps secoués aux fenêtres.

A qui n'est-il pas arrivé, lorsqu'il passe le matin dans une rue, de recevoir sur sa tête ou sur ses habits de la poussière, des détritus de toute espèce, parfois même des animacules, tels que puces, punaises, ou même pous, tombés des draps ou des tapis agités aux fenêtres : et le sergent de ville regarde souvent ce spectacle, d'un air parfaitement calme et digne sans songer le moins du monde à intervenir.

Or, parmi ces personnes qui secouent ainsi leurs effets aux fenêtres, il en est qui sont malades ou qui ont des malades chez eux et ainsi elles sèment aux vents les crachats des tuberculeux, la sueur des typhiques, les croûtelles des rougeoleux, des varioleux et des scarlatineux ; or ces poussières provenant des chambres particulières offrent des inconvénients beaucoup plus sérieux encore que les matières pulvérulentes qui séjournent sur la chaussée, en plein air et en plein soleil, car il leur manque justement l'oxygénation et la lumière aux propriétés microbicides et quand on les projette ainsi sur des passants, les germes qu'elles contiennent abondamment possèdent leur maximum de virulence.

Et bien, dans toutes les villes, même à Paris, il est admis, il est du moins toléré, de battre les tapis, les draps et les effets aux fenêtres jnsqu'à neuf et parfois dix heures du matin !

Ceci se passe de commentaires !

Et cependant il existe bien des moyens non pas de supprimer, mais, en tout cas de diminuer la poussière : on peut citer l'imperméabilisation des planches, l'emploi de cires spéciales, le balayage humide, etc. Mais nous devons insister sur leur procédé d'aspiration des poussières par le vide qui est de plus en plus utilisé pour les appartements, les hôtels, les théâtres, les bibliothèques, les salles de réunion et les chemins de fer.

Ce procédé de balayage par aspiration et condensation des poussières n'existe guère que depuis 4 à 5 ans ; il y a plusieurs appareils en fonctionnement; tous se ramènent plus ou moins au type primitif qui se compose essentiellement, selon le docteur Henriot, membre de l'Académie de médecine, d'une pompe aspirante en bronze, actionnée par un moteur électrique. Certains de ces appareils effectuent 250 tours à la minute, avec un débit de 165 mètres cubes à l'heure. L'aspiration est reliée par des tuyaux flexibles avec un cône métallique aplati, garni de caoutchoux à sa partie inférieure et qui joue le rôle de balai. Sur le trajet, entre celui-ci et la pompe, se trouve une caisse close servant de condensateur de poussières ; l'air y est projeté contre un champignon métallique où les plus grosses poussières se déposent, puis il est filtré à travers un double sac en toile serrée et n'est déversée dans l'atmosphère qu'après s'être débarrassé à peu prés des particules en suspension. De temps en temps, l'ouverture d'une valve permet de faire tomber dans un seau les poussières recueillies, Ce balai convient parfaitement au nettoyage des étoffes, des tapis, des tentures et des sièges ; en effet la rentrée d'air, se faisant à travers l'étoffe, entraîne non seulement les poussières prises dans l'intérieur de l'étoffe, mais même celles qui sont situés au-dessous. Il est donc nécessaire que ce balai ait une forme lui permettant de s'appliquer exactement sur la surface à nettoyer, de façon que l'on puisse maintenir dans le condensateur un vide d'au moins 0,35. Aussi les balais destinés aux sièges sont-ils légèrement concaves et ne dépassent ils pas 0,10 centimètres de longueur.

Lorsque la surface à nettoyer est imperméable aux gaz, s'il s'agit par exemple d'une muraille ou d'un plancher non couverts d'un tapis, le balai précédent n'est plus applicable ; il est alors complété par une petite brosse rotative mue par l'électricité et située à l'embouchure du cône aspirateur. La poussière ainsi détachée est aspirée et condensée comme précédemment.

Cet appareil aspire beaucoup de poussières : dans un théâtre, au niveau des fauteuils, on a pu extraire et condenser 210 kilogs de poussières; au Sénat, sous les banquettes des tribunes, il en a été retiré 13 kilogs, des tapis de la salle, 32 kilogs, des fauteuils des sénateurs, 12 kilogs, de la bibliothèque, 40 kilogs... et toute cette poussière était fertile en germes les plus divers !

Il en est de même de la poussière obtenue par le cardage des matelas : point n'est besoin d'insister sur cette question qui préoccupe à juste titre tous les hygiénistes.

Or, les cardeurs de matelas s'installent encore en plein vent, aux carrefours, sur les places publiques, sous les arcades des monuments publics, partout où cela leur plaît, et ils sèment de tous côtés les germes de toutes les maladies.

Ne serait-il pas possible, comme le demande le docteur A. Yvert, de ne donner le droit d'exercer cette industrie que dans des locaux spécialement affectés, éloignés suffisamment des grands centres, parfaitement isolés et disposés même de telle façon que les émanations, les poussières soulevées par les différentes manipulations qu'il entraîne, ne puissent, en quoi que ce soit, se répandre dans le voisinage, ni risquer de parvenir jusqu'aux maisons les plus rapprochées. C'est une industrie insalubre : elle devrait être traitée comme telle.

Et l'automobile? Bien entendu, nous ne nous occupons ici que du point de vue poussière, et nous sommes les premiers à reconnaître l'agrément de la vitesse et l'utilité incontestable de ce moyen de locomotton.

Mais si l'automobilisme est, selon le professeur Letulle, excellent pour ceux qui le pratiquent, il semble au moins désagréable pour les malheureux piétons qui, parfois, risquent d'être écrasés, et qui, toujours, sont ensevelis sous des nuages de poussière.

Mais on peut faire au pétrolage un certain nombre de reproches parfaitement fondés :

1° S'il détermine la suppression assez complète de la poussière, il n'en est pas de même de la boue, qui réapparaît bien vite aux premières pluies ;

2° Quoiqu'on en dise, force est bien de reconnaître que l'odeur qui résulte de son imprégnation ne flatte pas toujours très agréablement la muqueuse pituitaire ;

3° Son action ne serait que tout à fait provisoire et ne dépasserait pas en moyenne 6 à 8 semaines ;

4° Le prix de revient, étant donné surtout ce que coûte en France la tonne d'huile de pétrole, de 200 à 220 francs, serait encore assez relativement élevé, 16 centimes le mètre carré.

C'est en 1880, qu'un ingénieur français, M. Christophe, a pensé pour la première fois à revêtir la chaussée de goudron ; plus tard sont venus les travaux de Rissini, de Cabireau et surtout de Guglielminetti.

Mais il faut avant tout que le goudronnage se fasse par un beau temps sec et chaud ; l'humidité est surtout à craindre et à redouter au moment de l'épandage.

En second lieu, la route goudronnée doit être en bon état d'entretien et bien cylindrée, de façon à présenter une grande dureté.

Il est absolument indispensable que cette route soit tout à fait propre et bien nettoyée.

Cette poussière, dit le docteur Guglielminetti, qui, avant l'automobilisme, ne montait guère au-dessus des genoux des promeneurs ou des roues des voitures, nous tombe maintenant comme une pluie de plusieurs mètres de hauteur. Durant des minutes, après le passage d'une auto, ce n'est plus de l'air que nous respirons, mais des nuages de poussière. De sorte que le problème se pose aujourd'hui d'une façon plus catégorique que jamais. Après quelques semaines de temps à peu près sec, l'avenue des Champs-Élysées et celle du Bois-de-Boulogne, avenues uniques au monde et incomparables par leur beauté, sont toutes grises de poussière; on en a plein, les yeux, les narines, la bouche. Mais ce n'est pas une question d'agrément; c'est une question de santé publique ; car M. Miquel, le distingué directeur du laboratoire de bactériologie du parc de Montsouris, a trouvé, sur 1 gramme de poussière, jusqu'à 2.400.000 microbes !

C'est pour éviter ce grave inconvénient que notre excellent confrère, le docteur Guglielminetti, s'est fait l'apôtre du goudronnage des routes et des avenues (Société de médecine publique et de génie sanitaire, Revue d'hygiène et de police sanitaire, Académie de médecine et Académie des sciences, depuis 1903).

Auparavant, on employait le pétrolage, surtout en Amérique, en Californie principalement, et en Angleterre.

Enfin on doit, quelques heures après le goudronnage, pour que le miroitement n'effraie pas les chevaux et afin d'empêcher le terrain de devenir glissant, avoir bien soin de jeter du sable fin à la pelle et faire suivre tous ces détails d'un léger roulage.

Pour ce qui est du modus faciendi, il est très simple : on a des bassines de 50 litres de capacité, munies d'un ajûtage pour le transvasement du liquide, avec couvercle destiné à empêcher le contact du feu et l'inflammation du goudron.

Pour l'étendage, on emploie deux systèmes différents : avec une superficie d'une vingtaine de mètres, on se contente d'un arrosoir spécial, à bec dit de canard, en forme d'éventail, et d'une contenance de 15 à 20 litres ; pour plus de 200 mètres carrés, on utilise un tonneau en fer de 200 litres de capacité, monté sur un chariot à deux roues et muni d'un distributeur, percé de trous, qui a 1 mètre 50 de longueur.

Le goudron est chauffé par un foyer monté sur roues, qui vient se placer sous l'appareil et qui peut être retiré très rapidement, dès que le thermomètre marque 60° environ, maximum de la température à atteindre.

Une fois le goudron mis en place, en couche mince et régulière, il en reste plus qu'à repasser la partie, ainsi recouverte, au moyen d'une roulette très flexible, de manière à enlever les excédents de matières qui se forment dans les creux.

Le prix de revient oscille entre 6 et 8 centimes par mètre carré, prix très minime si on le compare à celui de l'asphalte ou à celui du pavage en bois qui coûte 24 francs le mètre de superficie. Et cette couche de goudron est très résistante; elle dure, paraît-il, facilement 2 et 3 ans sur les routes les plus fréquentées.

Ce sont là des avantages très sérieux qui expliquent la vogue grandissante du goudronnage des routes et ses applications de plus en plus étendues.

Cependant on ne peut pas goudronner toutes les rues et en particulier celles des grandes villes comme Paris, dont le revêtement s'use facilement, à cause de la circulation, et fait vite des creux et des fondrières; de plus il y a la question du bruit.

Rappelons, pour mémoire, le dallage, le revêtement au ciment, le pavage en fer et le pavage en verre, autour duquel on a fait grand bruit, mais qui n'a pas donné les résultats espérés.

Le macadam consiste dans un empierrement spécial des rues et des chaussées, au moyen d'une série de matériaux superposés par couches plus ou moins épaisses. La fondation est faite avec des fragments de pavés, de pierres, des débris de poterie, des déchets de démolition; le tout bien uni et comprimé au cylindre ou au rouleau. L'empierrement proprement dit est constitué par des cailloux de toutes sortes, plus ou moins durs et résistants, ni trop petits, ni trop gros, mais qui tous peuvent passer à travers un crible de 6 centimètres de diamètre. Comme matière agrégeante, on prend du sable neuf et du sable lavé, souvent même des produits de repiquage des chaussées et cette matière, qui forme une couche de 15 à 16 centimètres d'épaisseur, est bien comprimée au cylindrage et réduite à 10 ou 12 centimètres.

Ce revêtement n'est pas résistant et il ne peut durer bien longtemps dans les rues passagères, surtout si l'empierrement a lieu avec des matières calcaires, si friables.

L'asphalte jouit d'une plus grande faveur. C'est, comme on sait, un calcaire bitumineux, qui renferme habituellement de 7 à 17 °/₀ de bitume; on peut le couler ou le comprimer. Le premier mode, absolument délaissé dans les grands centres, ne se rencontre guère plus que dans les villes de moindre importance, car il donne une fumée insupportable. Le second procédé consiste à échauffer le mélange pulvérulent entre 138 et 180 degrés, puis à l'étendre en couches très régulières de 7 à 8 centimètres d'épaisseur qui doivent être réduites par la compression à 5 centimètres environ. Mais au préalable, on doit préparer une fondation ou support, parfaitement installée et solide; de plus on doit toujours réparer sans retard les fissures et les trous qui se produisent.

On adresse à l'asphalte trois grands reproches : 1° son prix trop élevé de 18 à 20 francs par mètre carré ; 2° sa résistance assez faible, quoique très grande par rapport au macadam et enfin 3° sa susceptibilité toute spéciale aux changements de température, d'où résultent un boursoufflement, un soulèvement, des ondulations des fentes même très désagréables. L'asphalte doit donc être utilisé surtout dans les pays du Nord ou, dans tous les cas, dans les pays où il n'y a pas de changements de température trop appréciables.

C'est le pavage en grès ou en granit qui est le plus durable : officiellement il devrait durer environ 35 ans, mais la moyenne de sa durée n'est guère que de 20 ans, infiniment supérieure à celle de l'asphalte et surtout du macadam.

Il vaut mieux employer de gros pavés de 15 à 20 centimètres de long sur 10 à 15 de large et 18 à 20 de hauteur que l'on cimente avec du ciment ou avec du béton et il faut bomber d'environ 50 pour 1.000 le centre de la chaussée de façon à supprimer complétement toute flaque d'eau, tout stationnement de pluie et du liquide d'arrosage.

Mais on reproche à cette sorte de pavage, par le bruit qu'il occasionne, d'avoir une influence néfaste sur le système nerveux.

Le médecin-inspecteur Vallin, qui a bien étudié ces questions, est toujours partisan du pavage en bois et son avis est confirmé par les travaux d'un grand nombre d'hygiénistes.

Ce procédé consiste dans l'emploi de pavés en sapin, le plus habituellement imprégnés dans toute leur étendue d'un mélange de coaltar, de créosote et d'une craie argileuse spéciale, destiné à les rendre plus résistants et moins putrescibles. Tous ces pavés sont taillés sur le même modèle et mesurent 22 centimètres de longueur sur 75 millimètres de largeur avec 15 centimètres de hauteur; ils sont alignés les uns à coté des autres, comme un damier, séparés par un intervalle d'un centimètre qu'on remplit de goudron et de créosote mélangés. Mais le fait le plus important dans ce système est l'établissement préalable, au-dessous du pavage proprement dit, d'un fondation en béton de Portland de 15 à 23 centimètres d'épaisseur, dont le rôle consiste d'une part à servir de soutènement de pavés susjacents, d'autre part à empêcher l'humidité de détériorer les parties profondes de ce revêtement spécial. D'où résulte en réalité que la surface seule est susceptible de s'altérer, de s'effriter, de subir les effets de l'usure. Pour avoir une pente et un écoulement convenable, on évalue à 1/50 à 1/60 de la longueur totale de la chaussée le bombement à donner au point culminant.

Ce pavage est moins fatiguant pour les hommes et les chevaux, il supprime à peu près les cahots, la trépidation et le bruit, il ne s'imprègne pas profondément et il n'engendre que peu ou pas de boue et de poussière; mais il s'use vite, il ne résiste guère aux lourds véhicules et il est cher comme fourniture et comme entretien.

Pour nous résumer, mieux vaut donc être éclectique, préférer le pavage en grès ou en granit dans les voies de grande circulation, employer le pavage en bois au centres des agglomérations et près des établissements hospitaliers ou scolaires, mais songer aussi aux grandes qualités du goudronnage que nous avons mises en relief plus haut.

CONCLUSIONS

Comme conclusions à ce travail modeste, mais sincère, où nous avons essayé de faire ressortir toute l'importance de l'hygiène de la rue, nous demanderons la suppression de toutes les petites rues, de tous les passages, de toutes les cités, nous réclamerons des voies larges, spacieuses, avec des maisons qui ne seront pas trop hautes et avec une orientation qui permette la libre circulation de l'air et le libre accès de la lumière et du soleil.

Dans le même ordre d'idées, il nous semble désirable de donner aux villes de grands espaces d'air et de lumière, des places publiques, des avenues, des boulevards, des jardins, des parcs, qui diminuent l'encombrement et la densité de la population, qui lui permettent de se reposer le corps et l'esprit, qui facilitent aux enfants et aux adolescents les jeux propices à la croissance.

Insistons en passant sur l'intérêt qu'il y a d'avoir des trottoirs larges et propres, des ruisseaux où l'eau abonde et où l'on ne jette pas pas d'ordures, des urinoirs et des châlets de nécessité où ne stagnent pas les matières.

Signalons les grands progrès que doit faire le service de la voirie, qui de plus en plus devient une science, surtout dans l'enlèvement des boues et immondices, pour lesquelles il faudrait des voitures de transport spéciales, fermées, étanches, métalliques autant que possible, fonctionnant pendant la nuit et ne projetant pas des poussières homicides sur les passants et les promeneurs.

Car nous proclamons bien haut : « la poussière, c'est l'ennemi ! » C'est la poussière qui sème la maladie, car elle contient des germes en quantité, ceux de la tuberculose, de la fièvre typhoïde, de la pneumonie, de la diphtérie, parfois ceux du tétanos, du choléra, de la dysenterie, du charbon, souvent ceux de la variole, de la scarlatine, de la rougeole, des oreillons et toujours ceux de la suppuration, les streptocoques et les staphylocoques.

Aussi insistons-nous sur les moyens de combattre ce terrible ennemi, sur le balayage humide, sur le goudronnage des routes, sur le pavage des routes, sur le pavage des chaussées, car nous sommes persuadé que le jour où on aura réduit son rôle au minimum, le jour où on pourra circuler librement dans les rues et sur les routes, sans être inondé de poussière par une voiture d'immondices, par un tapis secoué aux fenêtres ou par le passage d'une voiture automobile, un immense progrès sera réalisé !

BIBLIOTHÈQUE NATIONALE R.F. IMPRIMÉS

TABLE DES MATIÈRES

BIBLIOTHÈQUE NATIONALE
IMPRIMÉS

www.ingramcontent.com/pod-product-compliance
Ingram Content Group UK Ltd.
Pitfield, Milton Keynes, MK11 3LW, UK
UKHW021640260726
13994UKWH00003B/1227